# DE L'USAGE
# DES DENTS

## DE LEUR IMPORTANCE

## CHEZ LES GENS DU MONDE

### et de la nécessité de les faire remplacer quand on les a perdues

### Par M. J. REYJAL, Mécanicien-DENTISTE

*inventeur de plusieurs procédés nouveaux dans la prothèse et dans
l'hortopédie dentaire*

Notre art est l'art divin qui sait de la jeunesse,
Rival de la nature, imiter la beauté ;
Sans détruire jamais, il répare sans cesse,
Il donne pour de l'or la grace et la santé.

Consultations tous les jours de 10 à 4 heures. — Opération gratuité pour
les pauvres de 7 à 9 heures du matin

## ARRAS, RUE ERNESTALE

(entrée rue de la Croix-Rouge, 2)

ANZIN

TYPOGRAPHIE ET LITHOGRAPHIE DE BOUCHER-MOREAU

# DE L'USAGE

# DES DENTS

## DE LEUR IMPORTANCE

## CHEZ LES GENS DU MONDE

et de la nécessité de les faire remplacer quand on les a perdues

Par M. J. REYJAL, *Mécanicien-DENTISTE*

*inventeur de plusieurs procédés nouveaux dans la prothèse et dans l'hortopédie dentaire*

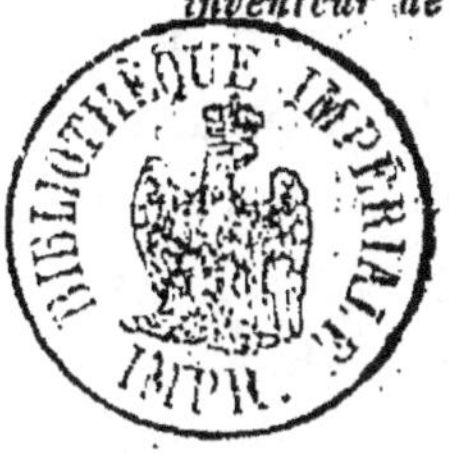

Notre art est l'art divin qui sait de la jeunesse,
Rival de la nature, imiter la beauté ;
Sans détruire jamais, il répare sans cesse,
Il donne pour de l'or la grace et la santé.

Consultations tous les jours de 10 à 4 heures. — Opération gratuite pour les pauvres de 7 à 9 heures du matin

## ARRAS, RUE ERNESTALE

(entrée rue de la Croix-Rouge, 2)

ANZIN

TYPOGRAPHIE ET LITHOGRAPHIE DE BOUCHER-MOREAU

1858

Je me proposais de traiter de l'anatomie des dents, de leur structure, des divers éléments qui les constituent ; de la pathologie dentaire et en particulier de sa nature ; de la carie, de son développement, des moyens préservatifs et curatifs à lui opposer ; de l'hygiène de la bouche et des soins qu'elle réclame. Je voulais encore traiter de la chirurgie des dents, de leur extraction, des divers modes d'opération ; du plombage, de l'aurification, des procédés français et américains ; de la fabrication des dents minérales, de leurs avantages et de leurs inconvénients ; des pièces de bouche simples et compliquées ; des divers systèmes et procédés usuels, de ceux de mon invention ; des appareils si ingénieux pour le redressement des dents déviées, déplacées, etc. Je voulais enfin initier le public à tous les mystères de notre art, persuadé que c'est le vrai moyen de le faire apprécier.

Mais j'ai reculé devant les frais qu'entraînerait une semblable publication, car il m'eût fallut faire tirer mon livre à plusieurs milliers d'exemplaires et le faire distribuer gratis.

Cependant, je ne renonce pas à ce projet, si je réussis à me créer dans la bonne ville d'Arras une position qui me fasse espérer de voir un jour mon faible mérite, mon talent et mes services récompensés.

# DE L'USAGE DES DENTS

Les dents sont des ostéides d'une utilité de premier ordre, qui exercent une action puissante sur notre santé et dans nos relations avec nos semblables.

Leur influence dans l'ordre moral est tellement caractéristique, que toujours elle se fait sentir dans nos transactions les plus personnelles et les plus délicates.

Au point de vue physiologique, leurs usages qui sont complexes et des plus variés, deviennent pour un observateur sérieux un sujet d'étude aussi instructif qu'intéressant.

Les dents servent de point d'appui aux parties molles, elles soutiennent les lèvres, arrondissent les joues et conservent au visage la grâce et la jeunesse.

Leur chute partielle détermine des rides précoces, détruit la régularité de la physionomie et l'harmonie des traits ; modifie l'expression de la face, enlaidit toujours et laisse croire à une vieillesse anticipée.

Leur chute totale permet anx joues de s'excaver, aux lèvres de tomber et de se replier sur les bords alvéolaires ; au maxillaire inférieur de changer d'attitude : la courbure à angle droit de cet os diminue, comme dans l'âge avancé, ses condyles basculent sur les cavités glénoïdes, la symphise mentonnière se porte en avant, se rapproche des maxillaires supérieurs et du nez, et accentue cette déformation vulgairement appelée menton de galoche.

On conçoit, d'après cet aperçu, que cette question, en apparence futile pour quelques uns, prenne au contraire chez l'homme bien né de l'importance au point de vue de l'art, de la forme, de la beauté, du respect de soi-même : car des rides prématurées, les traces d'une fausse vieillesse font supposer des souffrances vives, des chagrins cuisants, des travaux excessifs et surtout une vie tourmentée par des passions ou des maladies dont l'affaissement du visage est le signe certain.

Chez les femmes, les passions étant ordinairement moins prononcées, les chagrins moins profonds, les travaux moins sérieux, le visage reçoit à pas plus lents l'impression destructive du temps ; mais il est des souffrances et des maladies inhérentes à leur sexe qui viennent souvent, dans la splendeur de leur jeunesse, détériorer ou détruire leurs dents. Développant cet instinct naturel qui naît en elle, la femme sait de bonne heure embellir et augmenter les dons de la nature : lorsque la bonne éducation se joint à ses charmes, elle conçoit toute l'importance de la conservation de ces deux belles rangées de perles blanches, qui, dans la plus délicieuse expansion ou dans l'abandon d'un rire franc, font admirer des arcades dentaires propres et complètes.

Le reflet de la régularité des dents et de leur totalité exerce sur le visage de la femme un immense empire ; il augmente l'essence de cette coquetterie délicate et soutenue, qui connaît le magique pouvoir d'un demi-sourire ; il enveloppe les traits de tout l'infini de la douceur et de la majesté ; contre-balance les indiscrets révélateurs de l'âge : persuade celui qui contemple et attend le bonheur de toute la pureté, la vigueur, la beauté d'une nature saine et vierge. N'importe le rang, n'importe la position, la femme doit regarder les soins à donner à ses dents comme un devoir essentiel, presque religieux ; se persuadant bien que cette négligence fait naître le dégoût et que l'enfantement emportant toujours une étincelle de sa jeunesse, elle ne doit rien oublier pour faire durer le rêve de sa beauté.

Elle doit surtout choisir avec toute la finesse qui la caractérise, et consulter à propos un dentiste intelligent et *discret,* qui joigne à l'adresse du chirurgien, toute la perfection de l'artiste.

Les dents jouent un grand rôle dans la conversation, la lecture à haute voix, dans le chant et la déclamation. Elles brisent les ondes sonores qu'elles réfléchissent et concentrent dans la bouche ; elles aident à prononcer les consonnes, dites dentales ; elles augmentent la sonorité de la voix par leur vibration et lui donnent plus d'ampleur.

Lorsque les incisives viennent à manquer, la prononciation perd sa régularité et sa précision ; la parole devient sifflante. C'est à des arcades dentaires complètes que le chant doit sa douceur et son harmonie.

Il est inutile de faire remarquer combien ces petits organes doivent être précieux aux personnes que leur profession oblige de parler ou de chanter en public, et de quelle estime devrait être entouré l'art qui sait, en les remplaçant, imiter la nature.

Les dents servent encore à maintenir dans la bouche, la salive, les liquides et les aliments. La perte d'une ou de plusieurs incisives inférieures, permet aux sucs de la bouche de s'écouler au dehors pendant la phonation, ce qui constitue une fausse fistule salivaire, très-incommode et qui peut exercer une influence fâcheuse sur les fonctions digestives. Ce désagrément tout personnel n'est rien encore, comparé à celui qu'occasionne l'absence de ces mêmes ostéides aux machoires supérieures. Tout le monde sait effet combien il est pénible de se trouver, dans une conversation un peu animée, en face de certains individus, qui, ne rougissant pas de montrer de vieux chicots, projettent incessamment des globules de salive, des bouffées d'air infect et des détritus d'aliments. Ces gens là devraient être expulsés de toute réunion ; puisqu'il leur suffirait, si ce n'était leur avarice, de dépenser un peu d'argent pour anéantir complètement cette dégoûtante infirmité.

Brillat-Savarin a dit : « On goûte le plaisir de la table dans toute son étendue, toutes les fois qu'on réunit les quatre conditions suivantes : chère au moins passable, bon vin, convives aimables, temps suffisant. » Il aurait pu ajouter : et bonnes dents.

Effectivement les dents sont les précieux auxilliaires du sens du goût, qui s'amoindrit lorsqu'elles deviennent mauvaises. Elles sont, il est vrai, inhabiles à percevoir les saveurs ; mais elles les augmentent, les modifient, les multiplient, parce que l'impression gustatile est d'autant plus vive, plus variée, plus complexe que les aliments ont été plus divisés et mieux mélangés.

La plupart des corps durs sont à peu près insipides avant d'être broyés : ce n'est que par leur écrasement et leur pétrissage, que leur sapidité se manifeste et se développe. Leurs particules laissent alors échapper les saveurs qui inondent la bouche de sensations, et les arômes, qui, se volatilisant jusque dans l'organe olfactif, donnent au sens du goût toute sa délicatesse et sa volupté.

Les personnes qui sont assez malheureuses pour n'avoir pas de bonnes molaires, ou assez mal avisées pour ne pas s'en faire poser d'artificielles, sont privées de cette sensation exquise, que donne une mastication parfaite. Elles avalent un peu comme les oiseaux, sans gutturation.

Cependant le goût est celui de nos sens qui nous procure les jouissances les plus faciles, les plus honnêtes et les plus multipliées. En mangeant, nous éprouvons un certain bien-être indéfinissable et particulier, qui vient de cette conscience instinctive ; que par ce plaisir nous réparons nos pertes, nous augmentons nos forces, nous prolongeons notre existence.

Le plaisir de la table influe sur le caractère de l'homme et sur ses relations ; mais il exige des dents solides. Cette condition est tellement vraie, que les convives qui les ont mauvaises, mâchant péniblement, et obligés de se priver de certains mets, sont presque toujours, dans un repas, gênés, tristes, sans expansion, et souvent même fort désagréables.

Le goût imparfait dans l'enfance, n'acquiert tout son développement que dans l'âge mûr, et se perfectionne dans la vieillesse.

La gourmandise est, à vrai dire, le plaisir de bon ton du vieillard. On comprend qu'il s'y livre avec sensualité. Malheureusement les dents triturantes, qui lui sont indispensables pour satisfaire, à son gré, cette délicieuse passion, lui font ordinairement défaut.

Aussi voyons-nous les jeunes hommes et les jolies femmes ne nous demander que des dents antérieures, tandis que les vieillards réclament toujours impérieusement des molaires.

Les dents enfin peuvent être considérées dans leur ensemble comme l'armure des maxillaires. C'est par leur intermédiaire que s'accomplit l'acte si important de la mastication. Elles concourent aussi à la préhension des aliments solides.

Les molaires ont une action triturante à la manière des meules, produites par les mouvements de rotation latérale du maxillaire inférieur. Cependant, elles peuvent agir comme les canines lorsqu'il faut déchirer de la chair : dans ce cas, elles ne se rencontrent point par leurs surfaces plates, mais bien par les bords externes de leur couronne.

Les incisives agissent à la manière des cisailles en chevauchant les unes sur les autres, les inférieures en dedans. Elles saisissent le bol alimentaire et le séparent en se rapprochant de la masse de pain, de viande, de fruit, etc., que la main leur objecte.

Les canines qui, pour certains animaux, sont des moyens redoutables de défense ou d'attaque, n'ont chez l'homme qu'une importance relative. Par leur forme et leur action, elles marquent la transition des cunéiformes aux cuspidées, leur rôle théorique spécial est de déchirer les tissus résistants ; mais en fait on ne conçoit pas qu'elles agissent isolément.

En résumé, les molaires mâchent, les incisives coupent, les canines déchirent. Cette distinction est classique, mais n'est pas rigoureuse.

Les dents jouissent encore d'un tact exquis. Leur émail est insensible ; mais il transmet à la pulpe dentaire qu'anime un nerf de sentiment, les plus légers ébranlements et l'impression des corps durs, même les plus petits. C'est grâce à cette sensibilité spéciale que nous évitons de faire agir ces précieux organes sur des objets qui pourraient les user, les briser, et que nous avons toujours conscience de la position du bol alimentaire, de sa consistance, de sa forme, de son volume.

Les dents, a dit M. Graves, sont des doigts implantés dans les alvéoles. Cette sensibilité tactile est le grand écueil de la prothèse dentaire ; car les dents artificielles ne sont dans la bouche que des corps inertes. Cependant, lorsque les plaques sont parfaites et en contact intime, cette sensibilité peut renaître par l'intermédiaire des gencives.

Pour bien saisir tous les phénomènes de la mastication,

il est indispensable de jeter un coup-d'œil rapide sur les divers aliments dont se nourrit l'homme.

On peut les diviser en quatre groupes :

1° Aliments farineux.
{ *Céréales.*
*Légumes secs.*
*Pommes de terre, etc.*

2° Aliments albumineux.
{ *OEufs.*
*Viandes.*
*Gluten, etc.*

3° Aliments sucrés.
{ *Sucres.*
*Fruits.*
*Légumes verts, etc.*

4° Aliments gras.
{ *Graisses.*
*Huiles.*
*Beurre, etc.*

Cette classification, toute imparfaite qu'elle soit, suffit à notre but. Elle peut paraître étrangère au sujet qui nous occupe, cependant elle nous est nécessaire pour démontrer que les dents ne servent pas seulement à broyer; car si leurs fonctions n'étaient pas plus compliquées, il suffirait, lorsqu'elles viennent à faire défaut, de triturer dans un mortier ou de diviser en morceaux très-tenus avec des instruments tranchants, les diverses substances alimentaires que l'on avalerait ainsi à l'état de bouillie plus ou moins épaisse.

Les aliments albumineux et les aliments sucrés pourraient, sans beaucoup d'inconvénients, être introduits directement dans l'estomac, après cette simple matiscation artificielle, mais il s'en faut de beaucoup qu'il puisse en être de même des aliments farineux, dont la salive est le ferment essentiel.

Pour s'en convaincre, il suffit de prendre de la fécule bien divisée, de la mettre dans une capsule en porcelaine, de l'insaliver complètement et de la soumettre à une température de 40 à 45 degrés. En quelques heures, elle se transforme en sucre de raisin.

Dans la bouche, cette métamorphose est instantanée et s'opère sous l'action de la dent.

La salive renferme donc un agent particulier, la diastase animale, qui a la propriété exclusive de nous faire digérer la fécule.

On mange la soupe, il est vrai, sans la mâcher ; mais il ne faut pas oublier qu'au moment du repas, il se fait un grand flux de salive que l'on avale simultanément.

Les dents ont donc une action double et complexe. Elles broient et pétrissent. Elles font pénétrer la salive jusque dans les dernières particules du bol alimentaire. Elles en font une pâte molle et compacte, et ne l'abandonnent que lorsque la combinaison chimique s'accomplit.

Quand ces doigts de la bouche, comme les appelle si heureusement M Graves, viendront à manquer, par quels moyens obtiendra-t-on ces deux conditions indispensables pour une bonne digestion :

1º La désagrégation de tout aliment ?

2º L'insalivation complète des substances féculentes ?

Par un appareil masticateur articiel, placé dans la bouche d'une manière permanente ou seulement pendant le repas.

Les viandes, les fruits, les légumes verts, tous ces aliments durs ou mous, introduits dans l'économie sans avoir été bien divisés, sont très péniblement attaqués par le suc gastrique qui est leur agent digestif.

Nous ne parlerons pas des corps gras, dont l'émulsionnement par la bile, ou par le suc pancréatique, n'a rien à faire dans ce travail

Mais le pain, et toutes les substances à base d'amidon qui n'ont pas subi, sous l'influence de la diastase animale et sous l'action de l'appareil masticateur, cette digestion buccale complète, sans laquelle leur transformation est très-difficile, deviennent dans l'estomac une nourriture essentiellement nuisible.

D'où de mauvaises digestions, des dégagements de gaz incommodes, une assimilation imparfaite, des indispositions plus ou moins douloureuses et quelques fois des maladies qu'il serait hors de propos d'énumérer ici, dont la cause échappe souvent, mais qui peuvent hâter l'heure de la mort.

Que de personnes qui souffrent habituellement de l'estomac, qui digèrent très-mal, qui maigrissent, qui ont épuisé sans succès tout le répertoire du pharmacien, et qui seraient immédiatement guéries par un simple ratelier artistement exécuté et placé dans leur bouche, par un dentiste assez habile pour leur faire oublier, dans une illusion complète, les dents que le temps a détruites.

Mais l'indifférence, les préjugés, l'avarice, l'ignorance, font que notre art n'est pas toujours apprécié à sa valeur ; pour bien des gens il est encore un inconnu, pour d'autres il n'a pas d'utilité ou n'est même qu'une saleté ou une tromperie. Cependant, une pièce bien faite, bien appliquée, bien entretenue, place la bouche dans des conditions de propreté tout autres que les vieilles racines qui supurent, éraillent les gencives et sentent mauvais.

La prothèse dentaire simule avec tant de perfection les dents naturelles, que l'œil le plus exercé, le plus scrutateur, ne saurait les distinguer.

A ce point de vue, cette simulation ne serait-elle pas, dans certain cas, une déloyauté, une lâcheté même ? Dans le mariage, par exemple, n'a-t-elle pas quelque chose d'odieux ? Ce doit être une douleur bien vive, une désillusion cruelle pour un homme qui a cru épouser une femme d'une santé parfaite, de trouver sous sa lèvre une fausse dent, d'être ainsi dès le premier jour indignement trompé dans son attente ; car la carie prématurée des dents n'est certe pas l'indice d'un tempéramment irréprochable.

Ramené à ces termes, cet art que nous professons avec une si grande estime, ne pourrait-il être accusé de favoriser une fraude indigne ?

Il ne mérite point cette injure. Sa mission l'élève dans de plus hautes régions ; il rend à l'humanité des services de premier ordre. Nous plaignons ceux qui en abuseraient pour tromper leurs semblables dans la plus délicate et la plus sainte des transactions.

Les dents artificielles remplacent les dents naturelles dans tous leurs usages.

Elles font disparaître les rides précoces, elles conservent au visage la grace et la régularité ; elles empêchent les maxillaires de se déformer et de changer d'attitude en vieillissant ; elles rendent aux femmes surtout de très-grands services, en faisant durer le rêve de la beauté.

Les dents artificielles sont un gage de propreté : elles retiennent dans la bouche les globules de salives et les détritus d'aliments ; elles rendent aux orateurs, aux professeurs, aux chanteurs, etc., cette ampleur et cette sonorité de la voix qu'ils n'ont plus quand les dents leur font défaut. Elles permettent aux vieillards de goûter le plaisir de la table dans toute sa sensualité et de manger les aliments les plus durs.

Enfin, elles exercent une immense influence dans nos relations avec nos semblables, sur nos mœurs, sur notre santé et sur la durée de notre existence.

Nous avons démontré qu'il n'est pas de bonnes digestions possibles avec de mauvaises dents, et que de mauvaises digestions hâtent l'heure de la mort.

Honneur donc à l'art qui sait imiter la nature dans toute sa puissance, non pour satisfaire un vain amour propre, mais pour des besoins sérieux, réparant en vainqueur les outrages de la maladie et du temps.

Anzin typ. et lith. de Boucher-Moreau.

# Avis

M. REYJAL, Mécanicien-Dentiste, s'occupe spécialement de *Prothèse dentaire*.

Cet art a fait de si merveilleux progrès, que pour le pratiquer avec quelque succès, il faut en avoir fait l'étude de toute sa vie ; il faut, comme M. Reyjal, avoir été ouvrier bijoutier, s'être fait sculpteur sur métaux et sur ivoire, être devenu artiste. Ce n'est qu'alors qu'on peut commencer à apprendre cet art si diffile et si délicat, qu'il a étudié pendant dix ans chez les meilleurs praticiens de Paris, tout en suivant les cours de la Faculté de Médecine.

S'il prend le titre de mécanicien au lieu de celui de chirurgien, c'est que la chirurgie de la bouche, tombée dans le domaine des exploiteurs et des charlatans, a perdu de son importance depuis les progrès si remarquables de la mécanique dentaire. — Il suffit d'un peu d'habitude et d'adresse pour plomber ou arracher une dent.

Mais pour ces pièces artificielles qui remplacent à s'y méprendre les dents naturelles, pouvant rendre les mêmes services sans douleur et sans gêne, il faut posséder un talent réel, car on ne peut dans ce genre de travail en imposer à personne.

Il y a des chirurgiens-dentistes, non mécaniciens, qui font faire leurs pièces à Paris et les donnent pour leur œuvre ; on conçoit combien peu elles doivent s'adapter aux parties.

M. Reyjal fait tout lui-même devant son client et séance tenante.

Par des moyens de son invention, il place, sans avoir besoin d'extraire aucune racine, sans causer aucune douleur, des dents inaltérables et des rateliers complets sur des bases aussi légères, aussi élastiques que peuvent le réclamer les gencives les plus sensibles.